NOTE

SUR L'HÉMORRHAGIE

DU CORDON OMBILICAL

Par le docteur DUPLAIN.

SAINT-ETIENNE,
Imprimerie et lithographie de J. Pichon, rue Brossard, 9.
1872.

NOTE

SUR L'HÉMORRHAGIE

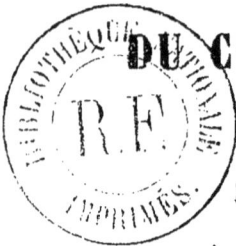

DU CORDON OMBILICAL

Par le docteur DUPLAIN.

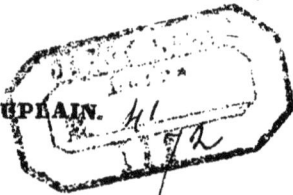

SAINT-ETIENNE,

Imprimerie et lithographie de J. PICHON, rue Brossard, 9,

1872.

NOTE

SUR L'HÉMORRHAGIE DU CORDON OMBILICAL,

Par le docteur DUPLAIN.

Le professeur Bouchardat, dans le discours qu'il a prononcé à l'Académie de Médecine, à l'occasion de la discussion sur la mortalité des enfants, place parmi les causes de mort chez les nouveau-nés : la faim, le froid et la misère physiologique qui en est la conséquence. J'ajouterai à ces causes l'hémorrhagie du cordon ombilical ; quoique rare cette hémorrhagie mérite d'être prise en considération.

L'hémorrhagie du cordon peut se déclarer: 1° avant la naissance de l'enfant, pendant le travail ; 2° après la naissance ; 3° après la chute du cordon.

1°

Hémorrhagie du cordon avant la naissance, pendant le travail.

Cet accident se manifeste très-rarement, le plus souvent, il est impossible de faire le diagnostic de cette complication. On n'arrive à la reconnaître qu'après la délivrance. Cette hémorrhagie peut survenir, ou à la suite de la rupture des vaisseaux

ombilicaux, ou à la suite de la rupture de la tige
omphalo-placentaire dans toute son épaisseur.

A. Dans la *Gazette des Hôpitaux* du mois de
juillet 1844, on trouve relaté un cas d'hémorrhagie
dû à une rupture d'une varice du cordon. Voici
comment on résume l'observation due au docteur
Kluskal. Dans le courant d'avril 1843, M. le
docteur Kluskal fut appelé pour donner ses
soins à une femme âgée de 29 ans, enceinte pour
la quatrième fois, après trois accouchements qui
s'étaient terminés sans aucun accident. Arrivée
au terme de cette nouvelle grossesse, elle avait vu
survenir une hémorrhagie, et trois heures s'étaient
écoulées déjà depuis que la perte avait commencé.
Immédiatement après son arrivée, M. Kluskal
reconnut l'état des choses ; puis il pratiqua la
version, et amena un enfant anémique. Lorsque le
placenta eut été extrait, ce chirurgien put
reconnaître le point de départ de l'hémorrhagie.
Le cordon présentait une varice du volume d'un
œuf de poule, et la déchirure de cette varice
avait donné lieu à l'écoulement du sang, et, par
suite, à la mort de l'enfant.

Les Annales de la Société Médico-Chirurgicale
de Bruges, de l'année 1841, contiennent une
observation du docteur De Meyer, d'un cas
d'hémorrhagie par suite de la rupture des vaisseaux
ombilicaux qui offraient une insertion anormale.

La Gazette des Hôpitaux de l'année 1842, en rend
compte en ces termes : Une dame, âgée de 45 ans,
d'un tempérament bilio-sanguin et jouissant de
la meilleure santé, était parvenue sans accidents
au terme d'une septième grossesse, lorsque, assise
sur un canapé, elle sentit dans tout son corps un
bruit de déchirure sans éprouver de douleur.
Immédiatement elle éprouve la sensation d'un
liquide qui coule entre ses cuisses ; elle était
inondée de sang. M. De Meyer est aussitôt appellé,
et le toucher lui fait découvrir : « la chute du
cordon ombilical hors de la vulve ; un écoulement
de sang ainsi qu'une masse de caillots dans
le vagin ; le col utérin mou, dilatable et offrant
une ouverture de la grandeur d'une pièce de cinq
francs ; la tête de l'enfant dans la première position. » En appliquant la main sur l'abdomen, il
ne sent aucun mouvement de l'enfant, et le cordon
ombilical, exploré avec une scrupuleuse attention,
ne fait apercevoir aucun battement artériel. M.
De Meyer se demande quelle est la conduite à
tenir en pareil cas. L'abandon du travail aux
forces de la nature, le refoulement du cordon
ombilical dans la matrice, l'emploi du forceps,
l'administration du seigle ergoté ne lui paraissent
pas convenir dans cette circonstance, et il en
donne en peu de mots les motifs. La version de
l'enfant est à ses yeux la seule ressource pour
sauver la mère et peut-être aussi l'enfant. La

femme est aussitôt délivrée, mais l'enfant est
mort. L'expulsion du placenta eut lieu en temps
ordinaire, la matrice se contracta et le rétablis-
sement de la femme ne rencontra aucun obstacle.
Le placenta fut examiné avec soin, et voici le
résultat de cet examen : « Le cordon ombilical se
terminait brusquement sur la périphérie des membranes, à 7 millimètres du bord libre du placenta,
par un espèce de bourrelet qui donnait naissance
à trois troncs principaux, un moyen et deux laté-
raux, l'un gauche et l'autre droit. Le tronc moyen
qui était la veine ombilicale, après avoir parcouru
un trajet de 15 millimètres, se divisait en deux
branches, lesquelles se dirigeaient vers la face
fœtale du placenta, sur laquelle elles se divisaient
à l'infini. Le tronc latéral gauche, qui était l'une
des artères ombilicales, parcourait une étendue
de 10 millimètres ; là, il se divisait en deux
branches, dont l'une externe, se subdivisait et se
perdait en entier sur le sac membraneux, tandis
que l'autre, interne, se dirigeait vers le placenta
sur lequel elle se dirigeait et se perdait. Ce tronc
latéral, à 6 millimètres de sa naissance, offrait une
rupture complète, dont les deux extrémités se
remarquaient sur les bords des membranes
déchirées. Le tronc latéral droit, qui était l'autre
artère ombilicale, se rendait, sans se diviser, aux
membranes ; parvenu à 85 millimètres de son
origine, il offre également une rupture, dont les

extrémités se voient sur les bords de la déchirure que le sac membraneux a subie lors de sa rupture avant l'accouchement. »

Dans un cas cité par Deneux, le sang provenait de la veine ombilicale, qui était variqueuse en plusieurs endroits. Dans un cas semblable, l'examen de l'arrière-faix fit reconnaître au docteur Benckiser une déchirure de la veine ombilicale au niveau du point où la poche des eaux s'était déchirée.

Cazeaux rapporte le fait suivant observé par le docteur Panis, de Rheims : « Mme H..., de Rheims, âgée de 36 ans, a eu quatre enfants : ses couches ont été très-heureuses, et ses enfants sont tous nés vivants et très-forts. Sur le point d'accoucher du cinquième, Mme H... me fit appeler, le 17 janvier dernier, à six heures du matin.

J'appris, à mon arrivée, que les eaux s'étaient écoulées à cinq heures, et qu'au moment de la rupture des membranes, il s'était écoulé du sang avec les eaux. Les mouvements de l'enfant s'étaient fait sentir la veille jusqu'au soir ; Mme H... avait dormi toute la nuit et ne s'était éveillée qu'au moment de la rupture des membranes. Je pratiquai le toucher, et je trouvai le sommet de la tête en position occipito-iliaque gauche postérieure, et une dilatation de 3 centimètres. Le travail marcha d'une manière régulière, mais un peu lente; l'écoulement de sang continua, mais avec peu d'abondance, et à dix heures du matin, Mme H... mit au monde un enfant mort qui se dégagea en position antérieure. Etonné de la mort de cet enfant, dont la face était peu colorée, dont le développement était parfait, dont les mouvements n'avaient cessé d'être sentis qu'au moment où la mère s'était endormie, je cherchai la cause de cet accident, et je la trouvai dans le cordon ombilical, aussitôt que j'eus extrait le placenta. En effet, ce cordon était inséré sur les membranes, à 8 centimètres du placenta : les vaisseaux qui le constituaient, s'étant séparés, rampaient dans les membranes et venaient se rendre à la circonférence du placenta ; un de ces vaisseaux appartenant à la veine ombilicale, était déchiré à 5 centimètres de son insertion au placenta ; c'était précisément à cet endroit que les membranes elles-mêmes avaient été rompues. — Je conclus dès lors que la mort était due à l'hémorrhagie causée par la rupture du vaisseaux veineux, et je m'expliquai alors pourquoi cet écoulement de sang avait commencé au moment de la rupture des membranes. »

Le docteur Tarnier reconnaît que le diagnostic de ces hémorrhagies dues à la rupture des vaisseaux ombilicaux pendant la grossesse, est impossible, et pendant le travail, la difficulté n'est pas moins grande : « Dans tous les cas l'hémorrhagie sera lente, peu abondante et presque toujours elle sera confondue avec une hémorrhagie utérine. L'erreur est inévitable; je n'en excepte que l'hémorrhagie des vaisseaux ombilicaux quand ceux-ci rampent à la surface de la poche des eaux, si cette anomalie est reconnue, on peut non-seulement reconnaître la cause de l'hémorrhagie, mais la prévoir. » Dans ce cas, l'auteur donne pour précepte de retarder, autant que possible, le moment de la rupture de la poche des eaux et de terminer promptement l'accouchement.

B. Le cordon ombilical peut se rompre dans sa totalité, et cette rupture fait naître une hémorrhagie artérielle et veineuse. Cet accident se comprend difficilement pendant la grossesse, aussi suivant le docteur Tarnier, les faits allégués sont peu probants; mais il se produit quelquefois pendant le travail et il est amené par la brièveté du cordon, à la suite d'une violente tension produite par les contractions utérines ou par les efforts de l'accoucheur qui cherche à extraire l'enfant.

Levret a observé le fait suivant qu'il a inséré dans son Traité des accouchements laborieux. — « Je fus appelé à dix heures du matin, le 24 août 1749, rue des Bons-Enfants, pour accoucher une dame qui était grosse et à terme de son troisième enfant. Cette dame était âgée de 35 ans ; elle était d'une

petite stature, mais bien faite et d'un bon tempérament. Elle n'avait pas éprouvé la moindre
incommodité pendant tout le temps de la grossesse, excepté que, dans les derniers mois, elle eut
les extrémités inférieures enflées et surtout la
droite, et qu'elle était sujette, par intervalles, à
quelques crampes dans ces parties, quoiqu'elle eut
été saignée quatre fois en différents temps.
Suivant son compte, elle était vers la fin de son
dixième mois, il y avait alors huit jours consécu-
tifs qu'elle perdait de moment à autre ses eaux ;
elle m'apprit qu'elle avait été 36 heures en
travail de son premier enfant, quoiqu'il se présen-
tât bien, mais parce qu'il était d'un volume
considérable ; qu'on avait été obligé de retourner
le second qui était aussi très-gros, et qu'elle avait
restée, toutes les deux fois, très-longtemps après
être accouchée sans uriner. Je touchai cette dame
qui avait des douleurs depuis le point du jour ;
je sentis, au fond du vagin, une petite portion d'un
fort gros globe, mais je ne pus atteindre l'orifice,
parce qu'il était encore trop haut et situé très-
postérieurement, à raison de ce que le fond de la
matrice se portait considérablement en devant. Je
fus obligé de quitter la malade pour vaquer à
quelques affaires, et lorsque j'y retournai à trois
heures après midi, les douleurs n'avaient pas
discontinué.

Je la touchai de nouveau, et je trouvai que la

portion du globe que j'avais sentie la première
fois au fond du vagin, était descendue plus bas, et
qu'elle était devenue plus grosse ; mais je ne pus
encore parvenir à toucher l'orifice de la matrice.
Ce ne fut qu'à six heures, que je commençai à
sentir le bord antérieur, en forme de croissant
qui me présentait sa convexité : il était mollet
et de l'épaisseur d'un écu de six livres au
plus, il s'éminça et se dilata considérablement
dans l'intervalle du temps qui se passa jusqu'à
neuf heures du soir ; il sortait à la fin de chaque
douleur un peu d'eau, mais il ne parut point de
sang. Je touchai plusieurs fois la malade pendant
ces trois heures, et je reconnus toujours que c'était
la tête de l'enfant qui se présentait seule, et le
vertex le premier. Sur les dix heures, l'orifice de
la matrice s'effaça tout-à-fait, et la tête remplis-
sait alors presque tout le vagin : la tumeur qui
s'était formée peu à peu sur cette tête, égalait à
peu près le volume d'une balle de jeu de paume,
dont on aurait retranché un quart ou environ ;
elle touchait à la racine des grandes lèvres.
Jusque là tout promettait une prompte et heureuse
terminaison ; mais depuis dix heures jusqu'à deux
heures après minuit, la tête n'avança plus, quoique
les douleurs se soutinssent assez fortes et très-près
les unes des autres, mais entrecoupées. Pendant
tout ce temps, il ne sortit plus rien de la matrice
à la fin de chaque douleur comme auparavant :

la compression qu'occasionnait la tête de cet enfant, augmenta considérablement le gonflement des extrémités inférieures de la mère, et surtout celui des grandes lèvres qui étaient du volume du poing, tendues, lisses et transparentes comme des vessies pleines d'eau. Sur les deux heures après minuit, la malade se plaignit de sentir quelques tressaillements douloureux dans la matrice, ce qui me détermina à ondoyer l'enfant, j'appliquai ensuite légèrement mes mains sur le ventre de la mère qui était très-tendu, dur et extrêmement douloureux, et je distinguai, à plusieurs reprises, de petits coups secs et subits en diverses parties de la matrice tout à la fois ; ce qui me fit juger que l'enfant se mourrait, et que ses tressaillements étaient des espèces de mouvements convulsifs de toutes ses parties ensemble. En effet, dès ce moment, la tumeur qu'il avait sur la tête, loin de continuer d'augmenter, commença à se flétrir, ce qui me fit proposer à la malade de permettre que je terminasse son accouchement par art : elle balança d'abord à se rendre, mais un événement auquel je ne m'attendais pas, et auquel je crois naturellement que personne ne se serait attendu, quelques étendues qu'eussent été ses connaissances, me détermina à insister davantage, sans cependant découvrir clairement à la malade ce que j'en pensais, dans la crainte de trop l'alarmer. Cet événement fut, qu'à la fin de chaque douleur,

le ventre prenait de plus en plus de volume,
surtout dans la région épigastrique ; j'y portai la
main, et je la trouvai très-dure, ce qui me fit
soupçonner qu'il se faisait une hémorrhagie intérieure par le décollement de quelques portions du
placenta, et non par la rupture de la matrice, car
alors le ventre devient mollet : je n'avais à la
vérité que des soupçons, car, comme je l'ai déjà
dit plus haut, la tête de l'enfant fermait si
exactement le passage, qu'elle ne laissait absolu-
ment rien sortir de la matrice, enfin la malade et
son pouls s'affaiblissant, je décidai affirmativement,
qu'il fallait sans aucun délai, l'accoucher pour
lui sauver la vie, car, comme on l'a déjà vu, je
ne comptais plus sur celle de son enfant : malgré
cela, je pris pour lui toutes les précautions que l'on
doit prendre en pareil cas, lorsqu'on le croit vivant.
La malade sentit la force de mes raisons et s'y
rendit. Aussitôt qu'elle me parut déterminée, il
était alors quatre heures du matin, j'introduisis
mon forceps courbe, suivant ma méthode ; pendant
son introduction, il sortit une grande quantité de
méconium délayé dans quelque peu d'eau et de
sang. Je parvins non sans peine, à déclaver et à
faire sortir la tête de l'enfant qui se présentait un
peu obliquement ; dès qu'elle eut passé, environ
la moitié des grandes lèvres, je retirai mon
instrument seul, et je la saisis avec les deux
mains ; son volume qui était prodigieux, et sa

consistance très-solide, me firent d'abord croire
qu'ils avaient été le seul obstacle à sa sortie ; mais
l'ayant tirée à deux ou trois reprises. je m'aperçus
que cet enfant avait autour du cou plusieurs tours
de son cordon qui l'avait étranglé ; en effet la tête
était toute violette, pendant que le corps, qui
répondait au volume de cette tête, était blanc
comme à l'ordinaire.

Dès que l'enfant fut passé, il sortit tout à coup
un flot de sang et plusieurs caillots, ce qui justifia
le jugement que j'avais porté, qu'il se faisait une
hémorrhagie intérieure ; je comptais consé-
quemment que le placenta s'était décollé, mais
ma surprise fut des plus grandes, quand je reconnus que c'était le cordon ombilical qui s'était
déchiré. En effet à peine l'eus-je saisi pour extraire
le délivre, qu'il me resta dans la main, je la
portai tout de suite dans la matrice, à dessein d'en
séparer le placenta, mais il ne me fut pas aisé de
le distinguer, tant il y avait de caillots dans cet
organe ; j'en vins cependant à bout, quoiqu'avec
beaucoup de difficulté. Lorsque j'eus délivré la
malade, je reportai la main dans la matrice, tant
pour la vider des caillots qui pouvaient y rester,
que pour reconnaître son état, et je découvris que
son fonds s'était renversé en partie vers son orifice.
Je le réduisis en sa place ; mais pendant que je
faisais cette réduction, je sentis le corps de cet
organe se contracter sur ma main, et son orifice

me serrer le poignet : aussitôt je la retirai, et avec
quelques caillots qui s'y trouvèrent encore, et en
même temps j'entraînai tous ceux qui étaient
restés dans le vagin. L'opération faite, la malade
reprit ses forces, son pouls se ranima, et tout se
passa parfaitement bien jusqu'au soir que le ventre
devint dur, tendu et presqu'aussi gros qu'avant
l'accouchement. L'examen du ventre me fit décider
que son volume dépendait de l'urine retenue dans
la vessie, d'autant plus que la malade n'en avait pas
rendue depuis la veille. Je lui tirai en effet par la
sonde près de quatre pintes d'urine : le ventre
s'affaissa par cette évacuation, et la nuit fut très-
bonne, mais il fallut de nouveau la sonder le
lendemain ; car le ressort de la vessie, ainsi que
celui de toutes les parties voisines, avaient été si
affaiblis par la compression qu'y avait fait la tête
de l'enfant, que la malade fut dix jours sans
pouvoir uriner, ni aller à la selle que par le secours
de la sonde et des lavements. Tout changea de
face le onzième jour, car elle fut alors naturellement à la selle ; mais une chose qui m'alarma
d'abord, fut qu'elle perdit ses urines involontaire-
ment pendant 24 heures. Cependant leur cours
naturel se rétablit les jours suivants, je veux dire
que la malade urinait à volonté, à la vérité en se
sollicitant un peu dans les commencements, mais
par la suite cette fonction s'exécuta comme à
l'ordinaire. »

Dans un cas rapporté par M. Rigby, après deux ou trois heures de douleurs violentes, le fœtus fut tout à coup expulsé, le cordon s'était rompu à cinq centimètres de l'ombilic.

Le docteur Lorain a observé dans le service de M. Moreau, le fait suivant : « Une femme, âgée de 35 ans, enceinte pour la première fois, s'est présentée le 4 mars à la maison d'accouchements. Elle habite Paris depuis deux mois ; dénuée de toutes ressources, elle a vécu dans une misère extrême. Elle est dans ce moment profondément débilitée, dans un état complet d'anémie. Le 5 mars, à six heures du matin, elle fut prise de fortes douleurs ; elle quitte son lit, et pendant qu'elle se tient encore debout, elle met au monde un enfant. Le nouveau-né tombe par terre, suspendu au cordon, qui se rompt à la base de l'ombilic. Une hémorrhagie abondante se produit aussitôt. A six heures et demie, nous voyons cet enfant ; il est très-pâle, il vient de sortir d'une longue syncope pendant laquelle l'hémorrhagie s'est arrêtée. Il est, du reste, bien conformé et paraît âgé d'environ sept mois. Le cordon ombilical a été rompu obliquement ; un lambeau de huit à quatre millimètres existe du côté droit ; à gauche, il n'y a plus de trace de cordon, et on aperçoit au fond de l'ombilic l'artère ombilicale du côté gauche dont l'orifice reste béant. Cette

artère, située assez profondément, est très-difficile
à saisir. Au moment de l'accident, on avait com-
primé l'ombilic avec le doigt d'abord, puis à l'aide
d'un tampon ; mais cette compression avait été
insuffisante. On passa deux épingles en croix,
l'une dans la partie du cordon qui est restée adhé-
rente à l'ombilic, l'autre dans la peau de l'ombilic
lui-même, et on fait une ligature circulaire. L'hémorrhagie ne s'est pas reproduite. L'enfant est
mort à dix heures du matin, c'est-à-dire moins
de quatre heures après sa naissance. La quantité
de sang qu'il avait perdu était assez considérable.
A l'autopsie, pas de traces de lésions dans les
organes, décoloration générale dans les tissus ; la
mort s'explique suffisamment par l'hémorrhagie. »

Les auteurs qui ont observé d'autres faits de
rupture complète du cordon, sont Mauriceau,
Baudelocque, Guillemot, Devilliers. Si cet accident
se produit au début du travail, il amène inévitable-
ment la mort de l'enfant, qui peut naître vivant s'il
survient au dernier moment de l'accouchement. Un
craquement subit, ressenti par la femme et quelquefois entendu par l'accoucheur, indique la
déchirure du cordon ombilical. Le devoir du
médecin dans ces circonstances, est de terminer
l'accouchement le plus promptement possible.

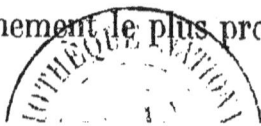

2°

Hémorrhagie du cordon après la naissance.

Une hémorrhagie peut se manifester après la naissance de l'enfant, quand on a fait la section du cordon ombilical tant par le bout fœtal que par le bout placentaire.

A. L'hémorrhagie de l'extrémité ombilicale du cordon peut avoir lieu immédiatement, plusieurs heures, plusieurs jours après la naissance. — Cet accident, quand on s'en aperçoit à temps, a toujours une certaine gravité pour l'enfant qu'elle affaiblit beaucoup, surtout quand il n'est pas à terme ; et, dans plusieurs circonstances, il a été mortel.

a. On trouve dans Mauriceau l'observation suivante: « Le 28 mars 1680, j'ai vu un enfant nouveau-né, qui la première fois qu'on le démaillota, fut trouvé avoir perdu beaucoup de sang par le nombril, quoique son cordon eut été fort bien noué. Mais comme c'était un fort gros cordon, la ligature s'en était un peu lachée, à proportion que la flétrissure de ce cordon en avait diminué la grosseur; ce qui était cause que cette ligature ne se trouvant plus si exactement serrée, qu'elle avait été auparavant, le sang était exprimé des vaisseaux de ce cordon ; à quoi contribuaient aussi les grands cris de l'enfant, qui était beaucoup travaillé de douloureuses tranchées. »

Aussi le même auteur met-il beaucoup d'insistance pour recommander de faire une double ligature lorsque le cordon ombilical se trouve gros, comme il en est question dans cette observation : « Le 1ᵉʳ janvier 1696, j'ai accouché une dame d'un des plus gros enfants mâles que j'aie de ma vie reçu, dont le cordon de l'ombilic était aussi gros, que quoique je l'eusse très-exactement noué à triple nœud, comme j'ai toujours coutume de faire, il ne laissa pas de vider du sang assez considérablement, sans que la santé de l'enfant en fut intéressée comme il arrive quelquefois à ces sortes de gros cordons : parce que venant dans la suite à se flétrir, la ligature, quelque serrée qu'elle ait été, s'en relache ; c'est pourquoi il faut toujours, pour une plus grande sûreté, faire une double ligature à un doigt de distance l'une de l'autre à ces sortes de gros cordons. »

Je dois à l'obligeance d'un de nos honorables confrères, les deux observations qui suivent :

« Un enfant mâle vient de naître, le cordon est très-gros et très-infiltré. Je pratique la ligature à la manière ordinaire en serrant fortement le nœud. Je continue à donner mes soins à la mère et à l'enfant, et quand je crois m'être assuré que tous mes devoirs sont remplis auprès d'eux, je me retire. Je suis rappelé en toute hâte, trois heures environ après l'accouchement, auprès de l'enfant

qui est inondé de sang. A mon arrivée, je constate
que le nouveau-né est pâle, froid et le pouls
très-petit. Le sang provenait du cordon qui s'est
dégorgé sous la ligature. Une seconde ligature
placée en arrière de la première, suffit à remédier
au mal qui n'a pas eu d'autres suites. Depuis cette
époque, j'ai toujours placé une seconde ligature,
toutes les fois que j'ai eu des motifs de craindre
une hémorrhagie de ce genre. »

« Le 27 mars 1867, à deux heures du matin,
je suis appelé en toute hâte auprès d'une dame
qui est à terme de son huitième enfant, et atteinte
de douleurs d'enfantement depuis une heure
environ. A mon arrivée, l'accouchement est
terminé, la délivrance opérée, le cordon lié,
l'enfant langé, tout cela pratiqué par la mère elle-
même dont le mari troublé et seul avec sa femme,
pendant qu'on venait me chercher, n'a pas osé
lui venir en aide. L'état dans lequel se trouvait
cette femme était des plus graves, car depuis la
veille, elle était atteinte d'une pneumonie du
poumon droit, laquelle avait peut-être provoqué
l'accouchement un peu avant son terme naturel ;
en effet, elle comptait encore avoir quelques jours
devant elle. Je m'empressai de lui donner tous
mes soins, de la placer dans une position convenable et de faire mes prescriptions ; un temps un
peu long s'écoula ainsi. Je songeai alors à l'enfant

qui n'avait pas poussé un seul cri ; on me
répondit qu'il avait toujours été aussi calme
depuis sa naissance. Je demandai aussitôt à le voir ;
il était pâle, froid ; le pouls était nul ; on aurait pu
croire l'enfant mort. J'enlevai les vêtements
et je m'aperçus qu'il baignait dans le sang
provenant d'une hémorrhagie du cordon qui
avait été simplement entouré d'un lien très-lâche.
Pratiquer une seconde ligature solide, plonger
l'enfant dans un bain chaud, faire l'insufflation de
bouche à bouche, exercer des pressions métho-
diques sur le thorax, frictionner tout le corps avec
de l'eau-de-vie ordinaire que j'avais sous la main,
tels furent les moyens que j'employai immédiatement et que je continuai pendant près d'une
heure, après laquelle l'enfant était hors de
danger. Cet enfant, une petite fille, vit encore
après deux ans, et la mère a guéri. Je crois qu'il a
dû s'écouler au moins deux heures depuis la
naissance jusqu'au moment où j'ai donné mes
premiers soins à cet enfant. »

b. Les exemples d'hémorrhagie par le cordon
qui ont été mortels, ne seraient pas rares, s'ils
avaient tous été recueillis (Gardien.)

Dans le fait suivant mentionné par Mauriceau,
la mort est arrivée par suite de l'omission de la
ligature du cordon. « Le 14 décembre 1702, je
vis une dame, à Versailles, qui était accouchée

depuis une heure, d'un garçon que je trouvai si faible en arrivant chez elle, qu'il expira un quart-d'heure ensuite; la mère n'ayant été secourue en son accouchement que par sa garde, qui, par son imprudence, fut cause de la mort de cet enfant, dont le cordon était si court, que cette garde l'avait rompu en tirant l'enfant; de sorte qu'après cela n'ayant pas songé de nouer ce cordon, comme elle devait le faire devant que de s'occuper à délivrer la mère de son arrière-faix, durant cet intervalle de temps qui fut assez long, l'enfant avait perdu une si grande quantité de sang par son nombril, qui n'était pas encore noué, et il en était devenu si faible qu'il expira en ma présence. »

Dans le tome premier des Maladies des Femmes accouchées, du même auteur, je trouve cette autre observation : « Cet accident arriva dernièrement à un pauvre enfant, qui mourut le deuxième jour par un flux de sang de la sorte, quoique la sage-femme m'eut protesté qu'elle lui avait bien exactement lié les vaisseaux, et s'étonnant comment cela avait pu se faire, elle me dit qu'il fallait bien assurément (ce qui en effet était vrai) que la ligature s'en fut relachée de cette manière, à mesure que l'ombilic s'était flétri : c'est pourquoi, afin de n'être pas cause d'un tel malheur, il faudra le serrer encore d'un nouveau nœud la première fois qu'on remuera l'enfant, si on juge qu'il en soit besoin ; mais pour une plus grande sûreté, on fera d'abord une double ligature à ces sortes de gros cordons. »

Merriman a observé deux observations semblables à celles de Mauriceau ; dans le fait relaté par Desgland, l'accident arriva au bout de douze heures. — Casper rapporte que Holl vit lui-même une sage-femme lier convenablement et fortement le cordon ombilical d'un enfant bien portant. Le soir, la sage-femme revint et trouva tout en ordre ; le matin l'enfant fut trouvé mort d'une hémorrhagie ombilicale ; il y avait anémie générale, tous les organes étaient dans un état complet d'intégrité. Briant et Chaudé, Fodéré, Devergie citent de pareils faits.

Dans la séance de la Société de Médecine du département de la Seine du 16 avril 1868, le docteur Géry mentionne ce fait : « Une femme a été accouchée, il y a peu de temps, par une sage-femme. L'enfant en venant au monde, paraissait dans d'excellentes conditions de santé, cinq heures après il était mort. Appelé près de lui, je fus frappé de trouver sa chemise ensanglantée. Je reconnus bientôt que cet enfant avait succombé à une hémorrhagie du cordon, résultant de ce que le cordon avait été mal lié. En effet je constatai que la ligature avait été faite au moyen de trois petits brins de fil non ciré, qui ne faisaient pas corps et qui n'étaient nullement serrés; de plus cette ligature avait été placée d'une manière assez singulière; elle avait été jetée une seconde fois un peu plus loin, de manière à former au cordon une véritable anse dont les deux extrémités n'étaient qu'imparfaitement liées. »

Un de nos honorables confrères qui exerce avec la plus grande distinction dans notre ville, a observé dans sa pratique, ces deux cas de mort arrivés à la suite d'une hémorrhagie du cordon ombilical. « Le 22 novembre 1854, je fus appelé, à une heure du matin, par Mme X..., sage-femme, pour un accouchement laborieux. Mme Bisch, primipare, âgée de 24 ans, était aux grosses douleurs depuis dix heures du soir. L'enfant se présentait par la tête qui paraissait volumineuse. La dilatation du col était complète, j'appliquai les fers, et je retirai un gros enfant plein de vie, que je confiai à l'accoucheuse en lui disant que j'allais m'occuper de la délivrance. En cherchant à recon-naître l'état du col et la disposition du placenta, je m'aperçus qu'il y avait un deuxième enfant dans l'utérus, et j'en fis part aux personnes présentes. Je me disposai à aller chercher les pieds, et je terminai ce deuxième accouchement sans accident. Comme la première fois, je remis l'enfant à l'accoucheuse, et je retirai ensuite l'ar-rière-faix, puis je demandai à voir les deux ju-meaux. On était en train de langer le dernier né;

on alla chercher sur un lit où on l'avait placé,
celui qui avait été extrait par le forceps ; il ne
faisait aucun mouvement ; le cordon avait fourni
une hémorrhagie abondante, l'enfant était exsan-
gue, il fut impossible de le rappeler à la vie. Le cordon avait été lié, mais avec trop de précipitation, un
fil simple avait été enroulé autour du cordon trois
ou quatre fois, puis arrêté par deux nœuds qui
n'étaient pas assez serrés et qui se relachèrent.

« Au mois de janvier 1856, je fus appelé à
l'extrémité ouest de la rue de la Paix, sur les
quatre heures du matin, pour un enfant qui succom-
bait à une hémorrhagie du cordon et qui donnait
à peine quelques signes de vie. Cet enfant né
cinq heures auparavant, quand sa toilette eut été
achevée, avait été placé dans son berceau où il
n'avait pas tardé à s'endormir. L'accoucheuse
était rentrée chez-elle, la mère de la malade
remplissant les fonctions de garde, se laissa aller
au sommeil; vers deux heures du matin, la mère
demanda à voir son enfant qu'elle trouva d'une
pâleur excessive. On le délangea, il était baigné
dans son sang. La sage-femme est appelée qui lie
à nouveau le cordon et arrête l'hémorrhagie,
mais la faiblesse allait en augmentant ; c'est alors
qu'on me fit appeler. Mes soins furent inutiles,
l'enfant s'éteignit quelques instants après mon
arrivée. »

Il résulte avec la plus grande évidence de toutes

ces observations, que la ligature du cordon ombilical est nécessaire, indispensable ; qu'il faut la
faire avec le plus grand soin, tous les auteurs sont
unanimes à le reconnaître ; qu'un oubli ou une
négligence peuvent avoir les conséquences les plus
funestes et même amener la mort ; qu'une ligature
bien faite n'empêche pas toujours l'hémorrhagie.
« On a vu des hémorrhagies funestes avoir lieu
de cette manière plusieurs heures après la naissance. Sans avoir été témoin de semblables mal-
heurs, j'ai vu plusieurs de ces hémorrhagies,
quoique le cordon ait été lié avec soin (Paul Dubois et Desormeaux). » Puisque ces accidents sont
à craindre, quels moyens doit-on employer pour
les éviter ? Après sa naissance, on place l'enfant
sur le côté, le visage dirigé du côté opposé à la
vulve pour qu'il puisse respirer et ne courre pas
le risque d'être suffoqué par les liquides qui
s'échappent du vagin. On évite d'exercer des
tiraillements sur le cordon pour ne pas décoller
prématurément le placenta, et on dégage avec
ménagement, quand il en existe, les circulaires
qu'il forme autour du cou ou d'autres parties. On
porte son attention sur la bouche et le nez pour
débarrasser de suite, s'il y a lieu, ces ouvertures
des mucosités qui les obstruent quelquefois.
Lorsque l'enfant n'est pas dans un état de mort
apparente qui nécessite des soins particuliers, il
faut attendre, avant de faire la section du cordon,

que la respiration soit pleinement établie. Le moment est alors opportun pour faire la ligature du cordon telle que les auteurs la conseillent, en ayant soin d'examiner avant s'il n'existe pas de hernie ombilicale, qui se prolonge dans l'épaisseur du cordon, ce qui est à craindre quand il est fort gros.

Quelques auteurs vont plus loin : Denman et Alphonse Leroy, quand même la respiration serait bien établie, conseillent d'attendre que les pulsations du cordon aient cessé totalement avant d'en pratiquer la section et de placer une ligature. En procédant à la toilette de l'enfant, on évite les causes de refroidissement, on veille à ce que les vêtements ne soient pas trop serrés pour ne pas gêner les mouvements respiratoires et la libre circulation du sang. On tient ensuite l'enfant couché sur le côté pour que les mucosités de la bouche puissent avoir un écoulement facile, et on recommande à la garde de le surveiller.

Le cordon varie de volume suivant la quantité plus ou moins considérable de cette substance demi-fluide, gélatiniforme qui entoure les vaisseaux, qu'on nomme gélatine de Warthon, de là cette distinction de cordons gras et de cordons maigres. La ligature que l'on fait ordinairement, est insuffisante assez souvent, lorsque le cordon est volumineux, aussi les auteurs donnent-ils divers conseils. « Il y a des enfants qui ont le cordon de l'ombilic si gros, que bien qu'on y fasse une ligature fort serrée, néanmoins venant après à diminuer de grosseur en se flétrissant, la ligature en est rendue plus lache, ce qui fait que le sang ne laisse pas de s'en écouler ensuite si on n'y prend bien garde. (Mauriceau, Aphorisme 207). »

Certains auteurs conseillent de faire deux ligatures lorsque le cordon est œdémateux ; on peut faire cette seconde ligature sur l'extrémité du cordon repliée sur elle-même. On a proposé pour diminuer le volume du cordon de le presser en le faisant glisser entre les doigts pour exprimer la lymphe visqueuse qu'il renferme. Dans ce même but, on a recommandé de faire des mouchetures sur les membranes du cordon.

Lorsque l'enfant est faible et qu'une hémorrhagie même légère, pourrait compromettre son existence, lorsque par suite du volume considérable du cordon, cet accident est à craindre, voici comment je procède : je traverse la tige omphalo-placentaire, à une distance convenable du nombril, par une aiguille armée d'un fil double ciré, dont les extrémités sont d'inégale longueur pour ne pas les confondre. J'enserre ensuite dans une ligature une moitié du cordon, après avoir fait un double nœud, je fais la section du fil. Je fais la même ligature du côté opposé, puis je lie en arrière solidement le cordon en masse. Je crois qu'avec cette manière de faire la ligature, l'hémorrhagie doit arriver plus difficilement ; j'ai soin toutefois de prévenir la famille de sa possibilité, et je demande qu'on surveille l'enfant.

B. L'extrémité placentaire du cordon peut fournir une hémorrhagie qui peut être grave et même amener la mort ; aussi certains auteurs recommandent de faire une ligature sur cette extrémité pour éviter cet accident. Cette ligature offre des avantages : elle est nécessaire dans la grossesse gémellaire ; elle est conseillée unanimement, afin que si le placenta est commun, ou s'il existe entre les deux placentas de larges communications vasculaires, le second enfant ne vienne pas à succomber à la suite de l'hémorrhagie qui aurait lieu certainement par la section du cordon. On trouve dans les auteurs, dans Méry, Baudelocque, Solayrès, des faits qui prouvent que, même en cas de grossesse simple, il peut se faire par la veine ombilicale une hémorrhagie suffisante pour compromettre la vie de la mère. M. Chevreul a vu chez trois de ses accouchées cet accident survenir ; le sang coulait avec une abondance extrême par la partie qui tenait au placenta. Il employa tous les moyens d'irritation conseillés en pareil cas pour faire contracter la matrice, il ne put arrêter la perte qu'en liant le cordon. — Le docteur Guillemot a observé un fait de ce genre. Le docteur Albert de Viesentheid vit le sang jaillir de la grosseur d'un fétu de paille, de l'extrémité du cordon, et fut obligé de pratiquer la ligature pour arrêter l'hémorrhagie déjà très-considérable.

Le docteur Verrier a publié dans la *Gazette des Hôpitaux* de l'année 1866, cette observation qui prouve que la mère peut succomber à la suite d'une hémorrhagie du cordon. « Mme Ch***, 21, rue des Sts-Pères, primipare, est âgée de 24 ans, et douée d'un tempérament lymphatique. Elle est anémique, sans cependant jamais avoir été malade. Sa grossesse est arrivée à terme, sans présenter rien de particulier, et le 25 décembre 1865, dès six heures du matin, apparaissent les premières douleurs. Je me rends chez la malade vers midi. Le col présentait une dilatation grande comme une pièce de deux francs; les bords de l'orifice étaient épais et durs, et nulle sensibilité n'existait dans le vagin. Je constatai une présentation du sommet; et, comme les douleurs s'étaient un peu ralenties, je m'éloignai en recommandant à la mère de la malade de donner à celle-ci un lavement évacuant. Je revins à deux heures; la dilatation n'avait pas fait beaucoup de progrès, cependant les bords de l'orifice étaient moins durs, la tête s'était un peu engagée et l'on constatait, par le toucher et l'auscultation, une position occipito-iliaque droite postérieure. Je fis alors préparer le lit de sangle, et j'engageai la patiente à se coucher. Dès ce moment, la marche du travail fut plus rapide; à trois heures, la dilatation était complète, je rompis les membranes, et à quatre heures, la tête était sur le plancher du bassin, l'occiput tourné en arrière; elle s'était avancée un peu dans cette position, sans accomplir le mouvement de rotation qui aurait ramené l'occiput en avant, puis elle s'arrêta. J'attendis, les contractions s'étaient épuisées, le travail paraissait suspendu; la femme se désolait, disant qu'elle n'accoucherait pas; je l'encourageai, lui faisant espérer une délivrance naturelle. Je donnai alors un gramme de seigle ergoté en deux doses; mais je n'obtins pas de résultat sensible. Les forces de la pauvre malade étaient à bout, il était six heures. Depuis plus de deux heures la tête était au même point. Il était évident que l'accouchement ne se serait pas terminé, et qu'une plus longue attente aurait été préjudiciable aux intérêts de la mère et de l'enfant. Je proposais donc une application du forceps avec le chloroforme; le forceps fut accepté et l'anesthésie rejetée. Je fis placer la femme en travers sur son lit, et j'appliquai le forceps obliquement; j'eus beaucoup de peine à réunir les branches et à les articuler, à cause du volume de la tête; cependant j'y parvins, mes tentatives avaient fait naître quelques contractions, j'en profitai pour tirer, je le fis d'une façon intermittente, en ménageant la malade. Celle-ci criait beaucoup, et je regrettai, dans cette circonstance, de n'avoir pu employer

le chloroforme. Enfin, après des efforts considé-
rables, je réussis à entraîner la tête et à faciliter
le mouvement de flexion ; l'occiput se dégagea
au-devant du périnée, sans l'endommager, puis
j'étendis le cou, et je m'aperçus qu'une circulaire
fortement serrée étreignait le cou du fœtus, je
m'empressai de couper le cordon, je dégageai les
épaules, et je fis l'extraction d'un enfant très-
volumineux, bleuâtre, presque asphyxié, mais que
l'absence de ligature sur le cordon ne tarda pas
à faire revenir à la vie. Je m'empressai alors de
lier le bout du cordon attenant à l'enfant, je plaçai, suivant mon habitude, une deuxième ligature
sur le bout placentaire que j'avais fait pincer par
M. C***; cette dernière ligature fut peu serrée et
à un seul tour ; c'est ainsi que l'appliquent les
accoucheurs qui en sont partisans.

Comme la malade était très-fatiguée, que le
lit du travail, composé d'un matelas replié, n'était
pas horizontal, je laissai la malade dans la position où elle était au moment de l'accouchement,
pour procéder aux soins que réclamait l'enfant.
Bain, dissolution de l'enduit sébacé, apposition
de l'appareil contentif du cordon ombilical : tout
cela me prit vingt minutes environ, après lesquelles je laissai l'enfant à la mère de la malade
pour l'habiller. Je revins auprès de l'accouchée,
et quel ne fut pas mon étonnement de m'apercevoir qu'une grande quantité de sang avait été

rendue, et que rien cependant ne coulait à la commissure inférieure de la vulve, le périnée était propre. Je portai la main sur l'abdomen, l'utérus était contracté ; alors j'exerçai quelques tractions sur le cordon, qui résista, et je donnai un gramme de seigle ergoté. Je fis placer la femme horizontalement pour qu'elle put se reposer ; pour cela, et afin de ne pas la déranger, j'allongeai le lit à l'aide d'une table ; c'est alors que, saisissant une cuvette vide pour y mettre le délivre, le bout du cordon pendant seul dans la cuvette, je m'aperçus d'une hémorrhagie considérable qui se produisait par la veine ombilicale, malgré la ligature que j'avais appliquée ; le sang sortait par un jet continu de la grosseur d'une plume de corbeau, je plaçai immédiatement une ligature très-serrée, qui mit fin à cette hémorrhagie, laquelle durait depuis plus d'une demi-heure. — La malade, déjà anémique, avait perdu ses forces, elle s'était plaint d'un froid intense, elle était très-pâle, les conjonctives palpébrales et les lèvres étaient décolorées ; tous ces symptômes avaient été combattus par des serviettes chaudes et une bassinoire passée et repassée sur le corps, de la tête aux pieds ; elle était, en outre, couverte d'édredons, et pour la ranimer, je lui fis donner un lavement vineux et du rhum à l'intérieur. L'utérus restait contracté, j'essayai encore quelques tractions, mais le cordon céda, et je dus pratiquer la délivrance artificielle. Après avoir introduit la main, je trouvai le col largement ouvert, mais l'utérus contracté dans sa partie supérieure, et le placenta s'engageant en partie dans le chaton formé par la contraction partielle de l'utérus. Je dus renoncer à l'extraction, l'hémorrhagie, du reste, était arrêtée; j'attendis encore quelques instants, et à une seconde tentative je réussis à extraire le placenta en entier; il était rouge et friable. Cette extraction ne fut suivie d'aucune perte. Après avoir donné à la femme quelques instants de repos, je la fis nettoyer; et comme elle était très-mal sur le lit de travail, je dus, malgré sa faiblesse, la faire transporter sur un lit bassiné au préalable. Ce transport se fit avec toutes les précautions possibles; la malade se trouva alors infiniment mieux, mais la persistance du froid me faisait craindre, pour les suites de couches, des accidents graves. Je fis placer des boules d'eau chaude et des fers autour d'elle. Il était alors huit heures, il y avait deux heures que cette pauvre femme était accouchée. La voyant calme et beaucoup mieux, je me retirai, me promettant de revenir dans la soirée. Déjà j'étais descendu chez mon père, au rez-de-chaussée, et j'y causais des craintes que je conservais sur l'état de la malade, lorsqu'on vint en toute hâte me dire de remonter; cette pauvre dame venait d'être prise d'une syncope qui persista, malgré les soins les

plus empressés, et se termina par la mort. L'enfant placé en nourrice, va parfaitement bien. »

Il est difficile d'expliquer ces faits, mais ce n'est
pas une raison pour les rejeter lorsqu'ils sont
avancés par des hommes instruits et de bonne
foi. Ne peut-on pas supposer avec Cazeaux, qu'il
existe alors quelque anomalie, ou quelque déchirure vasculaire qui permettrait au sang de la
mère de passer en nature dans les ramifications
de la veine ombilicale.

Aussi le docteur Verrier recommande de lier
toujours le bout placentaire du cordon ; il reconnaît que les auteurs qui donnent ce conseil ensei-
gné à la Clinique d'accouchements de Paris, sont
les plus nombreux et les plus sages. La raison
que donnait M. Paul Dubois, pour le maintien
de cette pratique, était fondée sur la possibilité
d'une grossesse double avec communication vasculaire des deux placentas ; dans ce cas, en effet,
l'omission d'une ligature sur le bout placentaire
du cordon, exposerait le deuxième fœtus à périr
d'hémorrhagie. C'est donc une ligature de sûreté.
On peut encore trouver dans la facilité avec
laquelle se détache le placenta, quand ses vaisseaux sont gorgés de sang, une raison d'appliquer
une ligature sur le bout placentaire. On s'explique
alors la facilité de la séparation, dit M. Stolz, par
la turgescence et la pesanteur de cet organe que

l'on trouve gorgé de sang après qu'il a été expulsé.
On peut en même temps, si besoin en est, faciliter
le décollement du placenta par des frictions
pratiquées sur l'hypogastre pour exciter la matrice
à se contracter. Lorsque le travail de l'accouchement a été languissant, lorsque l'utérus ne jouit
que d'une activité contractile médiocre, lorsque
surtout une quantité assez considérable de sang
a précédé ou suivi la sortie du fœtus, le docteur
Devilliers conseille d'appliquer une ligature sur
le bout placentaire du cordon. Cette ligature
remplit deux conditions, elle retient le sang dans
le placenta, lui conserve son volume, non seule-
ment afin qu'il obture plus aisément l'orifice de
l'utérus, y retienne le sang et permette à celui-ci
de se coaguler et d'oblitérer les orifices déchirés
des canaux sanguins, mais afin qu'il provoque
et réveille, par son volume, les contractions lan-
guissantes de l'utérus, et qu'il offre à celles-ci un
point d'appui plus ferme pour l'expulsion du placenta. D'après Cazeaux, cette pratique n'a jamais
d'inconvénient et a au moins l'avantage d'empêcher le lit de la femme d'être sali par le sang qui
s'écoule ordinairement par le cordon.

3°

Hémorrhagie après la chute du cordon.

Une hémorrhagie peut avoir lieu après la
chute du cordon ombilical. Bouchut cite parmi

les auteurs qui ont vu l'hémorrhagie se produire
par le tubercule ombilical et la mort en être la
conséquence, Undervood, Villeneuve, Richard de
Nancy, Paul Dubois, Gould, Thore.

Le docteur Mansley a observé le fait suivant :
« Un enfant mâle, né à terme, après un travail
naturel, bien portant, et offrant tous les signes de
la plus belle santé, fut d'abord atteint, quelques
jours après sa naissance, de l'*icterus neonatorum,*
pour lequel on administra de légers purgatifs. Un
matin, la mère s'aperçut que les langes de l'enfant
étaient tachés de sang ; le cordon était tombé
spontanément, sans violence, le cinquième jour.
Appelé immédiatement, M. Mansley trouva la circonférence de l'ombilic dans des conditions nor-
males, mais le fond de l'hiatus était occupé par
une substance putrilagineuse ressemblant à des
débris de tissu cellulaire mélangés avec du sang ;
la partie ayant été lavée avec soin, on s'aperçut que
des gouttelettes de sang suintaient par une petite
ouverture. Celle-ci fut touchée plusieurs fois avec
le nitrate d'argent ; mais ce fut en vain, l'hémorrhagie n'en continua pas moins ; la réapplication
de la pierre infernale, la compression exercée par
le pouce des heures entières, le cautère actuel,
l'usage des poudres styptiques, rien ne put arrêter
l'écoulement. La ligature à laquelle on songea
aussi, devenait impossible par suite de la profon-

deur de l'hiatus. L'enfant, épuisé, succomba au bout de quarante-huit heures. »

On a employé plusieurs moyens contre cet accident : hémostatiques à l'intérieur et à l'extérieur : alun, colophane, glace, cautérisations avec la potasse, le nitrate d'argent ou le fer rouge. Le professeur Paul Dubois a préconisé, pour obtenir l'oblitération des vaisseaux, le moyen suivant qui est le plus efficace : on traverse, avec une épingle, la base du tubercule ombilical saignant, et on jette au-dessous de l'épingle un fil double qu'on serre de façon à empêcher l'écoulement du sang.

Me voici arrivé au terme de ce travail, si je suis parvenu à démontrer par les observations que j'ai pu recueillir, qu'une ligature faite avec soin, tant sur le bout fœtal que sur le bout placentaire du cordon, est nécessaire ; que lorsque le cordon est volumineux, la ligature comme on l'a fait ordinairement, est souvent insuffisante, qu'il faut alors la modifier, j'aurai atteint le but que je me suis proposé en rédigeant cette note.

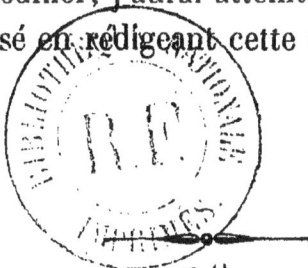

www.ingramcontent.com/pod-product-compliance
Lightning Source LLC
Chambersburg PA
CBHW071409200326
41520CB00014B/3363